NOTE

L'AMBULANCE CHIRURGICALE

DE LA CHARITÉ.

NOTE

SUR

L'AMBULANCE CHIRURGICALE

DE LA CHARITÉ

PAR

X. DELORE

CHIRURGIEN-MAJOR TITULAIRE DE L'HOSPICE.

LYON

IMPRIMERIE D'AIMÉ VINGTRINIER,

RUE BELLE-CORDIÈRE, 14.

1872

NOTE

SUR

L'AMBULANCE CHIRURGICALE

DE LA CHARITÉ.

L'ambulance de la Charité fut ouverte grâce à l'initiative intelligente et généreuse de l'Administration des hopitaux de Lyon, qui était désireuse de faire bénéficier les soldats blessés des ressources que possèdent nos établissements hospitaliers.

La proximité de la gare de Perrache et de l'Hôpital militaire désignait la Charité comme un point où serait convenablement placé un grand service de chirurgie, qui pouvait du reste y être installé sans nuire aux malades de l'état civil.

Dès que la création d'une ambulance fut connue, il y eut un élan général dans notre hospice. M. Roë, qui y représente si dignement l'Administration, ne ménagea ni son temps, ni ses soins pour imprimer une bonne direction à cette œuvre importante. M. Fine, économe, s'occupa avec zèle de l'aménagement. Les sœurs acceptèrent avec empressement un surcroît de travail et de fatigue; un frère infirmier leur fut adjoint. Tous ceux enfin que le devoir ou la nécessité retenaient loin du champ de bataille avaient à cœur de payer aussi leur dette et de contribuer, dans les limites de leurs facultés, au soulagement de nos pauvres blessés.

L'organisation fut des plus simples. L'Administration se réserva la direction et me confia le service chirurgical. Je fus assisté par les internes de la Charité, qui s'acquittèrent de cette nouvelle tâche avec un soin digne d'éloge, et je dois dire en outre que je les ai trouvés toujours prêts à me seconder avec un dévoûment absolu dans les nombreuses opérations ou pansements que j'ai pratiqués dans plusieurs ambulances de la ville.

Ainsi constitué, le service fonctionna du 15 décembre 1870 au 31 juillet 1871. Quatre cents soldats atteints de blessures ou d'affections chirurgicales furent assistés dans la salle Sainte-Amélie. Ils nous étaient adressés en majorité par le bureau d'entrée de l'Hôpital militaire. Un certain nombre nous venait directement de la gare de Perrache, quelques-uns furent envoyés des ambulances de la ville.

Les premiers arrivèrent de Nuits et de Dijon, puis de l'armée de la Loire, de Patais, d'Orléans, ensuite de Villersexel, d'Héricourt, de la Suisse, de Belfort, de Paris et enfin de l'Allemagne. Toutes les armes y furent représentées. Nous vîmes dans notre ambulance des mobiles et des mobilisés d'un grand nombre de départements, des turcos et des zouaves, des garibaldiens, des francs-tireurs et des artilleurs, des hussards et des soldats de la ligne, des spahis et des chasseurs de Vincennes. Leur temps de séjour dans notre Hôpital fut très-variable. A leur sortie, les uns obtenaient une convalescence pour aller se reposer et prendre des forces dans leur famille; d'autres rejoignaient leur corps, d'autres, quand les arrivages de blessés nouveaux étaient trop nombreux, étaient évacués sur les hôpitaux du Midi, plus éloignés du théâtre de la lutte, à condition toutefois que leur état de santé leur permît de supporter le voyage, d'autres enfin étaient dirigés vers quelques ambulances de la ville pour y trouver des conditions plus agréables.

EXAMEN DES BLESSURES.

Les premiers blessés nous arrivèrent directement de Nuits et de Dijon, amenés par le chemin de fer. Leurs plaies récentes, datant de 3 à 6 jours, étaient fétides, suppuraient abondamment et exigeaient des pansements fréquents. Vers le milieu de janvier, la pourriture d'hôpital fit son apparition dans notre salle ; elle fut apportée par un blessé de Reischoffen, amputé de jambe, et dont la plaie fort petite n'offrait pas tout d'abord le caractère bien évident de l'affection. Elle gagna de proche en proche les lits voisins et sévit sur plusieurs de nos blessés. Je dois dire qu'à la même époque cette complication grave sévissait dans les ambulances de la ville avec une intensité au moins semblable à celle que nous constations à la charité. Les seuls moyens qui m'aient réussi furent le fer rouge et le camphre en poudre, au bout d'un mois elle ne fit plus que des apparitions isolées et dénuées de gravité. Il faut bien dire qu'alors la guerre était terminée et que les plaies récentes devinrent moins nombreuses dans le service. Les opérations furent aussi moins fréquentes et consistèrent surtout en extraction de projectiles et en ablation de séquestres consécutifs à des fractures.

Voici un aperçu des cas chirurgicaux les plus importants observés dans le service, en suivant l'ordre de topographie chirurgicale :

Un mobile du Rhône reçut une balle qui lui fractura les os propres du nez, lui déchira les paupières et lui blessa l'œil gauche ; la conséquence fut une fonte purulente du globe et un éctropion. Je lui pratiquai la blépharoplastie, qui produisit un bon résultat, en ce sens qu'elle fit cesser les douleurs, la photophobie et l'écoulement puriforme.

Un autre blessé fut également soigné dans nos salles pour une fonte du globe de l'œil consécutive à une blessure par arme à feu ; mais elle ne donna lieu à aucune intervention chirurgicale.

Un mobile du Rhône fut atteint à Belfort d'un éclat d'obus qui lui fractura une partie du maxillaire supérieur gauche, la branche horizontale du maxillaire inférieur du même côté avec lésion des parties molles. Il entra dans le service plusieurs mois après sa blessure. Je lui pratiquai l'extraction de deux séquestres et je lui fis la restauration de la bouche, qui était déviée par une rétraction cicatricielle vicieuse. Cette dernière opération fut suivie d'un plein succès. Malheureusement, malgré des appareils contentifs longtemps appliqués, la fracture ne se consolida pas, et une légère mobilité persiste encore. Ce résultat est dû à l'étendue de la perte de substance subie par la branche horizontale.

Nous avons eu à soigner plusieurs malades atteints de coups de sabre au sommet de la tête ; leurs blessures se cicatrisèrent rapidement et sans accident ; à la nuque nous avons observé deux cas de blessures par coup de feu dont la guérison fut simple.

Trois soldats blessés par des balles à la poitrine furent soignés dans la salle ; leurs plaies n'étaient pas pénétrantes, et ils guérirent sans accident.

Pendant la guerre, j'ai eu l'occasion de soigner deux perforations thoraciques; un des deux blessés avait eu la base du poumon droit percé par une balle. Entrée au niveau du sein, elle était sortie directement en arrière; une pleurésie suppurée en fut la conséquence. Elle guérit grâce à des injections iodées, faites deux mois après la blessure.

Le second blessé reçut en même temps deux coups de

feu en pleine poitrine ; je lui pratiquai quelques mois après l'extraction de plusieurs séquestres de la partie profonde et moyenne du sternum.

Cinq cas de blessures de l'épaule se présentèrent à nous. Un mobile du Rhône reçut par côté une balle qui lui fractura l'omoplate droite. Traité à Belfort par les chirurgiens français d'abord et prussiens ensuite, on lui déclara qu'il n'avait pas de projectile. Je lui enlevai, à douze centimètres de l'orifice fistuleux, une balle Dreysse, déprimée par le bord externe de l'omoplate. Le trajet fistuleux se cicatrisa rapidement. Un mois après il fit des efforts, le trajet se rouvrit et suppura pendant deux mois. La guérison est actuellement définitive.

J'ai pratiqué la résection de l'épaule à un soldat de la ligne blessé à l'armée de la Loire par une balle qui, venant directement du côté gauche, avait fracturé la tête de l'humérus ; les fragments mobilisés ainsi que le projectile s'étaient créé des trajets profonds, les uns dans la fosse sus-épineuse et sous-épineuse, et d'autres dans la fosse sous-scapulaire. L'opération sembla réussir tout d'abord, mais au bout de quelque temps l'opéré succomba à l'infection purulente.

Un zouave nous fut envoyé avec une suppuration étendue de toute la région dorsale. Cet homme, couché à
plat ventre, avait été blessé à la partie postérieure de
l'épaule droite par une balle qui s'était fragmentée contre l'épine de l'omoplate. Une partie de la balle s'était
échappée au dehors, quant aux autres parties, elles
s'étaient dispersées en même temps que des fragments
osseux dans la région dorsale en se créant des trajets
multiples. Ces corps étrangers étaient devenus le point de
départ d'une suppuration abondante, et le pauvre blessé
était fort amaigri; l'extraction de tous ces fragments
amena une prompte guérison.

Je signalerai un mobile des Hautes-Pyrénées dont la
tête humérale était traversée par une balle d'avant en arrière. La suppuration était médiocrement abondante, et
le blessé désirant vivement retourner dans son pays, je
l'autorisai à partir.

L'opération la plus intéressante que j'aie pratiquée dans
cette région est celle d'un chasseur de 22 ans, blessé
près d'Orléans par une balle entrée en arrière au niveau
de l'angle postéro-supérieur de l'omoplate droite. Quand
il se présenta à moi, le trajet venait de se cicatriser, et
plusieurs chirurgiens, soit français soit allemands,

avaient nié la présence du projectile. Repris pour le service militaire, malgré la gêne des mouvements de l'épaule, ce jeune homme, au bout de dix mois, aperçut une tuméfaction dans le triangle sus-claviculaire droit. On y sentait une fausse fluctuation. L'ayant soumis à l'anesthésie, je pratiquai une incision sur la tumeur, et j'arrivai dans des tissus fibreux, derrière la partie moyenne de la clavicule. Après de minutieuses recherches dans le creux sus-claviculaire, je rencontrai un étroit trajet fistuleux qui me conduisit sur la balle, que je sentis au moyen d'un stylet au niveau de la deuxième côte, sous le petit pectoral. Je fis de petites incisions sur ce trajet fibreux solide. Celle que je pratiquai en arrière fut immédiatement suivie d'un jet artériel en nappe, provenant de la scapulaire transverse. Avec l'index gauche et une pince à pansement, je dilatai alors l'anneau fibreux extrêmement solide, et je parvins ainsi sur la balle qui fut extraite.

Elle était située à 12 centimètres de profondeur. Elle provenait d'un fusil bavarois transformé. J'introduisis une grosse mèche jusqu'au fond de la plaie, et je pratiquai un tamponnement exact, l'hémorrhagie s'arrêta. Aucun accident sérieux ne survint, et après un mois de pansements soigneux la guérison fut complète.

J'ai soigné également une blessure de l'aisselle, faite par une balle, les parties molles seules avaient été atteintes et la cicatrisation fut rapide.

Nous avons observé plusieurs blessures par arme à feu des bras, aucune ne présenta rien de digne d'être signalé. Il en est de même du coude. Quant à l'avant-bras il nous a offert de nombreuses blessures. Le cas le plus intéressant est celui d'un mobilisé du Rhône, venant de Nuits, dont une balle traversa l'avant-bras de dedans en dehors et de haut en bas, en rasant la face antérieure des os. Au douzième jour des hémorrhagies fort graves survinrent, et, dans l'impossibilité où j'étais de distinguer si c'était la radiale ou la cubitale qui était lésée, je me décidai à lier l'humérale au pli du coude, après avoir pris toutefois l'avis de chirurgiens expérimentés.

Cette opération fut inutile, et les hémorrhagies s'étant reproduites, j'étudiai de nouveau le point de départ de l'hémorrhagie, en introduisant alternativement les doigts dans l'orifice d'entrée et dans l'orifice de sortie. Cette exploration me démontra que c'était la cubitale seule qui avait été divisée ; j'agrandis alors l'ouverture d'entrée et je liai les deux bouts. Dès ce moment, il n'y eut plus d'hémorrhagie, mais la pourriture d'hôpital envahit les trois plaies. Le pauvre blessé, débilité profondément, éprouva beaucoup de difficultés à se remettre. Actuellement cependant il est parfaitement guéri, avec un peu de raideur dans le poignet et le coude.

Au poignet et à la main j'ai vu beaucoup de blessures faites par des balles ; elles ont nécessité plusieurs opérations dont quelques-unes ont été suivies de pourriture d'hôpital; néanmoins toutes ces lésions ont été suivies de guérison.

Le fait le plus frappant de cette catégorie est celui d'une perforation de la main par une balle, qui amena une paralysie ascendante de tous les muscles de la main de l'avant-bras et du bras. — J'ai observé un autre cas de paralysie de la main et de l'avant-bras à la suite d'une lésion du plexus bracchial. J'ai pratiqué l'amputation partielle de la main à un garibaldien blessé par arme à feu. Je lui ai conservé le pouce et l'annulaire. Malgré la gravité des lésions, les mouvements commençaient à se faire deux mois après.

Parmi les lésions des doigts produites par des balles, trois fois j'ai pu soupçonner une blessure volontaire, dans le but de se faire exempter du service militaire.

Une seule fois j'ai eu à traiter une blessure du ventre ;

l'observation est assez curieuse pour mériter d'être racontée avec détail. Un soldat de vingt-cinq ans et demi, d'une vigueur peu commune, se présente à moi avec une fistule stercorale située à peu près au niveau de l'articulation sacro-iliaque droite. Il prétend avoir été frappé, il y a trois mois, en avant, par une balle qui, ayant percé la paroi abdominale au niveau de la fosse iliaque droite, serait ressortie en arrière. La plaie antérieure est complètement cicatrisée. Un stylet introduit par la fistule postérieure fait reconnaître un trajet étroit qui conduit, à une profondeur de 10 centimètres environ, sur des esquilles. Après quelques jours d'observation, je pratique un débridement multiple sur des tissus fibreux très-denses, et avec le doigt je pénètre jusque dans la fosse iliaque où je sens plusieurs fragments osseux mobiles, de volume variable, que j'extrais avec une pince, au nombre de douze environ. Ils provenaient de l'ilion, et avec eux se trouvait un fragment de balle. La présence de ce morceau de projectile et la situation des esquilles libres dans la fosse iliaque prouvaient que cet homme nous avait trompé, et qu'il avait reçu sa blessure par derrière. Si la balle eût pénétré d'avant en arrière, les os fracturés eussent été poussés sous la peau. Après cette opération, les matières stercorales s'écoulèrent tout d'abord en plus grande abondance par la plaie; j'y fis pratiquer de nombreuses injections. Peu à peu l'écoulement diminua, et un mois après la fistule était entièrement cicatrisée. Le malade éprouva alors des coliques, qui cédèrent peu à peu, et la guérison ne s'est pas démentie depuis.

Nous avons donné des soins à deux malades atteints de lésions des organes génito-urinaires à peu près complètement semblables. Après avoir traversé la cuisse gauche, la balle avait perforé l'urèthre dans la région scrotale et enlevé le testicule gauche. Dans les deux cas, il en résulta une fistule urinaire persistante.

Chez le premier de ces blessés, la cicatrisation de la plaie était complète, mais la fistule urinaire persistait dans l'angle pénoscrotal, le trajet fistuleux était étroit et avait un centimètre de longueur, et le canal uréthral était dévié par la rétraction des parties périphériques. Il suffit pour obtenir la guérison de pratiquer le cathétérisme pendant quelques jours.

Chez le second, la blessure avait été la même, mais les accidents inflammatoires consécutifs avaient été beaucoup plus intenses. Un vaste phlegmon diffus avait détruit une partie de la peau des bourses et

avait laissé des cicatrices jusque dans la région ingui-
nale droite. La fistule uréthrale siégeait au milieu de la
région scrotale ; elle était entourée de cicatrices ; sa sur-
face extérieure n'était guère séparée du canal que par
une distance de 1 millimètre. Le malade était faible,
débilité et éprouvait des pertes séminales. Je lui pratiquai l'uréthroplastie par un procédé spécial que j'ai ap-
pelée suture à plusieurs étages. Cette observation a fait
le sujet principal d'une thèse inaugurale. Le malade
guérit complètement sans rétrécissement.

Plusieurs soldats atteints de fractures comminu-
tives de la cuisse vicieusement consolidées, nous furent
apportés ; les lésions étaient anciennes et au-dessus des
ressources de la chirurgie. Je me suis borné à leur en-
lever des esquilles et à favoriser la guérison de leurs
trajets fistuleux.

Si nous avions été appelés à les traiter immédiatement, peut-être aurions nous obtenu un résultat plus
complet en les traitant par la grande gouttière Bonnet,
munie d'extension et de contre-extension, avec valves au
niveau des orifices fistuleux.

J'ai observé plusieurs sétons de la cuisse produits par
des balles. Chez deux malades, la rétraction consécutive

des muscles avait produit une flexion permanente du genou, qui a été combattue efficacement par la traction continue avec nos appareils lyonnais à leviers rapprochés par des anneaux de caoutchouc et appliqués pardessus un bandage amidonné.

Dans la région fémorale, j'ai vu plusieurs plaies par éclat d'obus. Une d'elles était ancienne [dejà; elle occupait le tiers moyen en dehors de la cuisse; il y avait eu perte de substance. Des pansements faits avec soin amenèrent une guérison complète. Il en fut de même d'une plaie récente de la région poplitée qui avait mis les tendons à nu. La réparation se fit sans accident.

Au genou, j'ai observé deux plaies pénétrantes produites par des balles. Dans le premier cas, la suppuration avait envahi l'articulation, où l'air avait même pénétré. Le malade, en proie au délire et à une fièvre intense, me fut envoyé tardivement, et il succomba trois jours après. J'avais essayé inutilement le drainage. Le second malade avait eu le condyle interne traversé par une balle. Cet accident fut méconnu pendant plus d'un mois et demi. A son entrée dans mon service, il avait des symptômes d'infection purulente. Je pratiquai immédiatement l'amputation de la cuisse. La mort survint trois mois après avec des symptômes de pleurésie. Etait-ce une pleurésie franche ou consécutive à l'infection purulente, c'est ce qu'il m'a été impossible de préciser, car d'une part le blessé avait été soumis à un refroidissement, d'autre part les accès fébriles, peu intenses, il est vrai, qui avaient précédé l'amputation, s'étaient reproduits plusieurs fois jusqu'au moment de la mort.

A la jambe, je signalerai deux blessures qui n'ont rien offert de particulier ; au pied, deux lésions du calcanéum guéries ; d'autres suivies de longue suppuration à la région médio-tarsienne ; enfin des orteils et des métatarsiens qui ont nécessité des opérations diverses.

Je termine cet historique en parlant d'un mobile de Saône-et-Loire, blessé au pied par une balle qui avait pénétré au niveau et à la partie supérieure de la première articulation métatarso-phalangienne droite. Après une suppuration d'un mois, la cicatrisation fut complète. Néanmoins, à l'encontre de plusieurs chirurgiens, le malade prétendait avoir une balle dans le pied. Quand il me fut adressé, sa marche était bonne ; toutefois il se fatiguait vite. Le métatarsien était intact ; le fléchisseur du gros orteil ne fonctionnait pas. Cet organe ne pouvait mordre le sol. J'examinai attentivement la région plantaire, seul point où une balle pût se soustraire à l'observation. J'y sentis une partie indurée au-dessous de l'articulation astragalo-scaphoïdienne, et je conclus qu'elle était due à la présence de la balle. Je fis une incision horizontale de deux centimètres et demi au niveau du bord interne du pied, je me dirigeai de haut en bas vers l'induration et, profondément sous les muscles de la région, je trouvai une balle de fusil Dreysse dont l'extraction se fit aisément. La guérison fut rapide ; la marche put s'exécuter sans souffrance, mais la paralysie du fléchisseur du gros orteil persista ; son tendon avait été probablement coupé. La balle présentait un sillon incurvé, dû à ce qu'elle avait contourné le métatarsien. C'est ce trajet curviligne qui avait, sans doute, contribué à induire en erreur les premiers médecins du blessé.

AFFECTIONS CHIRURGICALES.

Il me reste encore à parler d'un certain nombre d'affections chirurgicales survenues chez des soldats et qui n'étaient pas le résultat de blessures.

Quelques cas d'érysipèles ont existé dans le service ;

cette maladie ne survint pas à l'état épidémique et ne causa pas d'accidents graves.

Plusieurs phlegmons se produisirent également; les uns vinrent compliquer des blessures récentes ; d'autres des blessures déjà anciennes ; ils furent observés après de longs voyages ou des libations trop copieuses ; quelques-uns furent la conséquence d'opérations, sur les doigts principalement. Un phlegmon diffus de la jambe survenu spontanément chez un homme déjà profondément débilité, fut suivi de mort.

Un sergent garibaldien, originaire de Grenoble, nous présenta un vaste phlegmon de la région axillaire, consécutif à une fièvre typhoïde avec pneumonie. La guérison fut complète.

Nous avons soigné de nombreux furoncles et quelques anthrax, dont l'un, siégeant au milieu du dos, était énorme.

Plusieurs de nos malades étaient atteints de rupia cachectique. Un régime tonique, la propreté et le repos en firent promptement justice.

Des ulcères des jambes persistant à cause de larges cicatrices ou de la débilité des malades affectés de varices, ont été guéris ou améliorés.

Les yeux nous ont offert plusieurs cas de kératites scro-
fuleuses, des iritis syphilitiques, deux fois des conjoncti-
vites granuleuses, et huit cas d'héméralopie. Deux avaient
été contractées au Grand-Camp, aux environs de Lyon;
les six autres provenaient de la Prusse et venaient tous
d'un camp près de Wesel, où cette affection était très-
fréquente. L'ophthalmoscopie ne présente rien de particulier. Le repos et un régime tonique donnèrent de bons
résultats.

Trois angines, dont deux suivies de suppuration des
amygdales furent traitées dans notre salle et guéries
complètement.

Nous vîmes également trois otites; l'une, entre autres,
avec suppuration des conduits auditifs et surdité complète, contre laquelle tous les moyens échouèrent. Une
autre suivie d'un phlegmon de la région mastoïdienne,
ouvert de bonne heure et suivi de guérison.

La scrofule nous donna une tumeur blanche grave du
coude et cinq cas d'adénite du cou, trois suivies d'abcès
furent traités par le séton métallique, une ostéite du pé-
roné se termina par suppuration; deux fois la cicatrisation survint, mais l'affection récidiva sous l'influence
d'excès. Le malade fut renvoyé pour inconduite, ayant

encore des fistules qui permettaient de constater un sé-
questre.

Une fracture comminutive de la jambe fut traitée par
l'occlusion avec le collodion ; malheureusement, la suppuration s'établit dans le foyer de la fracture, puis la
pourriture d'hôpital, et malgré le fer rouge et des pansements faits avec soin, le malade succomba à l'infection
purulente.

J'ai eu à traiter une luxation de l'épaule gauche qui
avait été méconnue. Elle était intra-coracoïdienne et
datait de huit semaines ; malgré son ancienneté, je me
décidai à tenter la réduction. Dans une première séance,
le malade fut éthérisé et soumis, sans le moindre succès,
à une traction de 130 kilogr. J'étais résolu d'employer
une force plus considérable et m'étais muni des appareils les plus perfectionnés, et entre autres de la gouttière thoracique de Bonnet ; j'éthérisai de nouveau le
malade, sept jours après la première tentative, c'est-à-
dire au bout de neuf semaines. Avant de commencer les
tractions, la pensée me vint que les brides fibreuses qui
fixaient la tête dans sa situation vicieuse céderaient
mieux à la torsion qu'à la traction, dont j'avais expéri-
menté déjà le peu d'efficacité. Je fis fixer l'omoplate,

et, saisissant d'une main le coude et de l'autre l'extré-
mité antérieure de l'avant-bras, fléchi à angle droit, j'im-
primai d'abord une rotation en dedans qui ne me parut
pas produire grand effet, puis une rotation en dehors
qui fut accompagnée de craquements très-forts. Immédiatement après, par la pression des doigts, il me fut
possible de remettre la tête en place.

Ainsi, en développant une force peu considérable et
non dangereuse, je réussis à obtenir un résultat qui eût
nécessité des tractions beaucoup plus énergiques et plus
périlleuses.

Après la réduction, le membre fut placé dans un
bandage amidonné. Au bout de huit jours, on com-
mença à exécuter quelques mouvements; mais ils ne furent peut-être pas faits avec beaucoup de prudence, et
la luxation se reproduisit, incomplètement il est vrai.

J'employai alors l'appareil Mathieu pour la réduction des luxations, et je le laissai cinq jours en place; il
réussit fort bien, et un mois après, le malade sortit de
mon service avec une bonne conformation de l'épaule et
des mouvements déjà étendus.

J'ai pratiqué la section du tendon d'Achille à un militaire atteint d'arthrite tibio-tarsienne à la suite d'une

entorse. Le pied était dans l'équinisme, et les mouvements très-douloureux. L'opération permit de placer le pied à angle droit ; cette bonne position fut maintenue par un bandage amidonné, et elle permit au malade de marcher la plante du pied appuyée sur le sol ; mais l'arthrite persistant, le malade fut envoyé aux eaux.

Une hydrocèle du cordon s'est présentée à mon observation. Elle existait chez un militaire affecté d'une petite hernie épiploïque du même côté. Je lui pratiquai une injection iodée, qui amena une guérison complète.

Je n'ai opéré qu'un seul malade pour des varices. Il partait en congé définitif. Je lui fis en une seule séance trois injections de 10 gouttes chacune de liqueur iodotannique de Guillermond. Le gonflement et les souffrances furent assez intenses pendant les trois premiers jours, mais ensuite la guérison survint rapidement, et, après trois semaines, l'opéré sortit du service avec des cordons veineux indurés dans une grande étendue et une bonne chaussette de peau de chien pour prévenir la récidive.

Les gelures furent nombreuses dans notre salle ; elles siégeaient aux orteils et au talon. Elles provenaient des camps retranchés qui entouraient Lyon, de l'armée de la Loire et surtout de l'armée de l'Est. Cet accident ne présenta rien de digne d'être signalé. Dans la plupart des cas, je me suis borné à favoriser l'élimination et à prévenir la putridité. Une complication qui s'est produite chez un grand nombre de nos blessés, c'est la bronchite. Quand ils arrivaient dans notre salle, ils toussaient avec violence ; mais grâce au lait chaud, à la tisane et à l'uniformité de la température, cette complication cessait bientôt.

Tel est le résumé des faits les plus intéressants qui se sont passés dans la salle Sainte-Amélie, pendant les sept mois qu'elle a été mise à la disposition des blessés militaires. Je puis le dire à la louange du personnel du service et de l'Administration, nos pauvres blessés avaient pris leur salle en affection, et beaucoup n'en sortaient qu'à regret, même pour être transportés dans les ambulances de la ville.

En outre de cette ambulance, j'ai été chargé du service chirurgical de la grande ambulance de l'Ecole vétérinaire et de deux ambulances aux Brotteaux, où j'ai eu occasion de pratiquer un certain nombre d'opérations.

Le fait le plus intéressant qu'il m'a été donné d'observer est celui d'un militaire qui, à la suite d'ulcères syphilitiques du rectum, eut une infiltration des matières fécales, qui se comporta comme une infiltration urinaire. Je crus tout d'abord avoir affaire à un accident de cette nature; mais le cathétérisme uréthral me démontra que le canal était sain, et l'incision des tissus infiltrés me donna une odeur fécaloïde très-prononcée. Les bourses, les plis des aines, la peau du ventre et du thorax jusqu'à l'aisselle, l'omoplate du côté droit, étaient envahis. Malgré de nombreuses incisions et cautérisations au fer rouge, le malade succomba, et l'autopsie permit de constater le point de départ. Les ulcérations étaient au nombre de quatre. La plus considérable pouvait admettre un tuyau de plume; elle siégeait au-dessus du sphincter en arrière, et l'aponévrose périnéale moyenne avait empêché l'infiltration intra-abdominale et avait dirigé les matières fécales vers les bourses, où le tissu conjonctif est moins serré qu'ailleurs.

C'est le seul fait d'infiltration de matières que j'ai observé; je n'ai du reste trouvé dans les recueils de chirurgie aucun fait analogue.

Je n'ai point donné à cette note les dimensions d'un long rapport chirurgical Le temps était à l'action et faisait souvent défaut pour le recueillement qu'exige la science. Néanmoins ce rapide exposé suffit pour démontrer que nos ambulances lyonnaises n'ont point été impuissantes au soulagement de nos malheureux blessés, et que l'Administration hospitalière a été bien inspirée de leur ouvrir les portes de la Charité.